Aamir Al Mosawi

Zespół Sanjada-Sakati-Richardsona-Kirka

Aamir Al Mosawi

Zespół Sanjada-Sakati-Richardsona-Kirka

Genetyka kliniczna

Wydawnictwo Bezkresy Wiedzy

Imprint

Cover image: www.ingimage.com

Publisher:
Wydawnictwo Bezkresy Wiedzy
is a trademark of
Dodo Books Indian Ocean Ltd., member of the OmniScriptum S.R.L Publishing group
str. A.Russo 15, of. 61, Chisinau-2068, Republic of Moldova Europe
Printed at: see last page
ISBN: 978-620-0-81841-6

Zespół Sanjada-Sakati-Richardsona-Kirka

Aamir Jalal Al Mosawi

1- Doradca w dziedzinie pediatrii i psychiatrii dziecięcej
Szpital Nauczycielski dla Dzieci Bagdad Medical City

2-Head, Irak Siedziba Międzynarodowego Panelu Naukowców Kopernika
(Copernicus Scientists International Panel)
, Irak

E-mail:almosawiAJ@yahoo.com

Treść	

Przedmowa

Wiedza zawodowa, doświadczenie i świadomość przejawów bardzo rzadkich zaburzeń genetycznych oraz ich najwłaściwszego postępowania jest często ograniczona, ze względu na niewielką liczbę pacjentów posiadających każdy z nich.

Na ogół trudno jest zdiagnozować rzadką chorobę lub zaburzenie, ponieważ nie jest możliwe, aby lekarze znali tysiące rzadkich schorzeń.

Wczesne rozpoznanie rzadkich zaburzeń genetycznych odgrywa jednak istotną rolę w zapobieganiu tym zaburzeniom poprzez odpowiednie doradztwo genetyczne.

Czasami wczesne rozpoznanie rzadkiego zaburzenia może pomóc w zmniejszeniu związanej z nim zachorowalności i śmiertelności.

Syndromy w medycynie są często nazywane na cześć lekarza lub grupy lekarzy, którzy je odkryli lub początkowo podali pełny obraz kliniczny lub najlepszy opis zespołu.

Jednakże wiele z tych rzadkich zespołów zostało opisanych przez lekarzy w wielu rejonach świata przed erą Internetu, co wiązało się z łatwym dostępem do raportów klinicznych na całym świecie.

Niestety, czasami, przy nazewnictwie zespołu, niesprawiedliwie ignorowano ogromną rolę lekarzy, którzy dostarczyli pierwszy pełny opublikowany opis.

Zespół ciężkiego spowolnienia wzrostu, upośledzenia umysłowego i przewlekłej hipokalcemii spowodowanej niedoczynnością przytarczyc po raz pierwszy został zgłoszony przez Sanjada, Sakatiego i Abu-Osbę w 1988 roku.

Sanjad, Sakati i Abu-Osba przedstawili część pełnego opisu zespołu u pięciu niemowląt na 58. dorocznym spotkaniu Society for Pediatric Research w Waszyngtonie maj 1988 roku. Później, w 1991 r., opublikowali bardziej kompletny opis zespołu. Praca z 1991 r., której autorem było więcej autorów, obejmowała dwunastu pacjentów.

Zespół ten został jednak po raz pierwszy w pełni opisany w 1990 r. przez Ricky'ego J Richardsona ze szpitala Sick Children Hospital przy Great Ormond Street w Londynie oraz Jeremy'ego MW Kirka ze szpitala St Bartholomew's Hospital w Londynie. Londyn.

Richardson i Kirk podkreślali, że to skojarzenie wcześniej nieopisanej wrodzonej anomalii stanowiło nowy zespół, który zaobserwowano u ośmiorga dzieci pochodzenia środkowo-wschodniego.

Uważali, że wczesne rozpoznanie tego rzadkiego zaburzenia może zmniejszyć związaną z nim zachorowalność i śmiertelność.

Całkowita liczba zgłoszonych pacjentów z zespołem Sanjada-Sakati-Richardsona-Kirka wynosi 103.

W latach dziewięćdziesiątych XX wieku zgłoszono trzydziestu ośmiu pacjentów z zespołem Sanjada-Sakati-Richardsona-Kirka, w tym ośmiu pacjentów zgłoszonych przez Richardsona i Kirka, 1990 r.; dwunastu pacjentów zgłoszonych przez Sanjada i wsp., 1991 r., jednego pacjenta zgłoszonego przez Kalama i Hafeeza, 1992 r., sześciu pacjentów zgłoszonych przez Hershkovitza i wsp., 1995 r.; dwóch pacjentów zgłoszonych przez Parvari i wsp., 1998 r.; jednego pacjenta zgłoszonego przez al-Gazaliego i Dawodu, 1997 r.; oraz ośmiu pacjentów zgłoszonych przez Diaza i wsp. 1999 r.

W latach 2000. zgłoszono dwudziestu pięciu pacjentów z zespołem Sanjada-Sakati-Richardsona-Kirka, w tym jedną dziewczynkę saudyjską zgłoszoną przez Al-Malika, 2004 r.; dwóch saudyjskich rodzeństwa zgłoszonych przez Hellani i wsp., 2004 r.; jedną dziewczynkę zgłoszoną przez Courtens i wsp., 2006 r.; oraz dwudziestu jeden pacjentów zgłoszonych przez Naguiba i wsp., 2009 r.

Po 2010 r. zgłoszono czterdziestu pacjentów z zespołem Sanjada-Sakati-Richardsona-Kirka, w tym ośmiu pacjentów jordańskich zgłoszonych przez Albaramki i wsp., 2012 r.; jednego pacjenta tunezyjskiego zgłoszonego przez Kerkeni el, 2015 r.; jednego pacjenta jordańskiego zgłoszonego przez Ajarmeh i Al Tamimi, 2018 r.; jednego pacjenta zgłoszonego przez Ryabets-Lienharda i wsp., 2018 r.; oraz dwudziestu dziewięciu pacjentów arabskich z Iranu zgłoszonych przez Aminzadeha i wsp., 2018 r.

Zespół Sanjada-Sakati-Richardsona-Kirka nie był wcześniej zgłaszany w przypadku Irak. Głównym celem tej książki jest opisanie pierwszego przypadku tego zespołu w Irak co jest przypadkiem numer 104 na świecie.

Przed skierowaniem, dziecko nie otrzymało kierownictwa, które można by opisać jako właściwe.

Miał napad hipokalcemiczny, był leczony małą dawką witaminy D, a następnie małą dawką jednego alfa hydroksycholekalcyferolu (2 krople dziennie), a chłopiec nadal miał napady.

Poziom wapnia pozostawał poniżej 7mg/dL, ale był ignorowany przez lekarzy prowadzących leczenie, a elektroencefalografia wykazała częste ogniskowe wyładowania padaczkowe bardziej widoczne w centralnych przewodach i łagodne spowolnienie aktywności mózgowej.

Dziecko było leczone lekami przeciwdrgawkowymi, głównie walproinianem sodu, które zmniejszały napady, ale nie ustawały.

Po skierowaniu, hipokalcemię u dziecka leczono odpowiednimi dawkami jednego alfa hydroksycholekalcyferolu. Poziom wapnia utrzymywał się powyżej 8mg/dL, zatrzymano napady i zatrzymano walproinian sodu.

W książce opisano również dokumentację historyczną tego zespołu w literaturze przedmiotu.

ROZDZIAŁ JEDNY: ZESPÓŁ SANJAD-SAKATI-RICHARDSON-KIRK

Zespół ciężkiego spowolnienia wzrostu, upośledzenia umysłowego i przewlekłej hipokalcemii spowodowanej niedoczynnością przytarczyc po raz pierwszy został zgłoszony przez Sanjada, Sakatiego i Abu-Osbę w 1988 roku.

Sanjad, Sakati i Abu-Osba przedstawili część pełnego opisu zespołu u pięciu niemowląt na 58. dorocznym spotkaniu Society for Pediatric Research w Waszyngtonie maj 1988 roku. Później, w 1991 r., opublikowali bardziej kompletny opis zespołu. Praca z 1991 roku, której autorem było więcej autorów, obejmowała dwunastu pacjentów (Sanjad i in., 1991).

Zespół został po raz pierwszy w pełni opisany w 1990 r. przez Ricky'ego J Richardsona z Sick Children Hospital of Great Ormond Street w Londynie i Jeremy'ego MW Kirka z St Bartholomew's Hospital w Londynie. Londyn.

Richardson i Kirk podkreślali, że to skojarzenie wcześniej nieopisanej wrodzonej anomalii stanowiło nowy zespół, który zaobserwowano u ośmiorga dzieci pochodzenia środkowo-wschodniego.

Uważali, że wczesne rozpoznanie może zmniejszyć związaną z tym zachorowalność i śmiertelność w tym zespole.

Ośmioro dzieci (czterech mężczyzn i czterech kobiet) opisanych przez Richardsona i Kirka było produktami siedmiu konsangujących rodziców, a dwóch z nich było braćmi.

Czterech z pozostałych sześciu pacjentów zaatakowało rodzeństwo, które zmarło w niemowlęctwie po nawracających infekcjach.

Cała ósemka dzieci była upośledzona umysłowo i miała te same dysmorficzne zdolności:

Głęboko osadzone oczy.
Wciśnięty mostek nosowy z dziobanym nosem.
Długi Philtrum.
Cienka górna warga.
Micrognathia.
Duże dyskietki z uszami.

Pierwszym pacjentem opisanym przez Richardsona i Kirka był chłopiec, który był widziany w dzieciństwie. Był szóstym żywym dzieckiem, które urodziło się konsangualnym pierwszym kuzynem rodziców z Katar.

Pierwszym pacjentem był starszy brat drugiego pacjenta. Miał on również brata w wieku 18 lat oraz dwie siostry w wieku 15 i 13 lat. Obydwaj bracia (pierwszy i drugi chory mieli również dwie inne siostry, które zmarły w okresie niemowlęcym.

Dziecko urodziło się w semestrze w Zjednoczone Królestwo a jego waga wynosiła 1,84 kilograma.

Poza cechami dysmorficznymi (głęboko osadzone oczy, dziobaty nos z wgłębionym mostkiem nosowym, długa filtrum, cienka warga górna, mikrognatia i duże dyskietki), które stwierdzono w momencie urodzenia, chłopiec w wieku trzech tygodni rozwinął posocznicę i hipokalcemię.

Hodowano streptokoki, gronkowce, bakterie coli i drożdżaki.
Wapń w surowicy wynosił 115 mmol/L (Normalny: 2,20-2,67 mmol/L).
Poziom hormonu przytarczycowego był niski, poniżej 156 ng/L).

Chłopiec był leczony jednym alfa hydroksycholekalcyferolem.

U chłopca stwierdzono również, że ma on chorobę Beta talasemia major i potrzebował przerywanych transfuzji krwi.

Pomimo leczenia talasemii i niedoczynności przytarczyc chłopiec pozostawał poważnie opóźniony rozwojowo i fizycznie.

Chłopiec chodził w wieku ośmiu lat, a mowa ograniczała się wtedy do bełkotu i kilku słów, ale bez zdań.

W wieku dwunastu lat mowa dziecka była bardzo ograniczona, składała się tylko z prostych zwrotów i zdań.

W wieku 12,8 lat wzrost dziecka wynosił 81,9 cm, a jego waga 9 kilogramów.

Rysunek 1.1(A,B,C) przedstawia szkic pierwszego pacjenta opisanego przez Richardsona i Kirka w 1990 roku, w wieku dziewięciu miesięcy.

Inne cechy syndromu opisane przez Richardsona i Kirka obejmowały:

Niska masa urodzeniowa została udokumentowana u siedmiu z ośmiu zgłoszonych pacjentów.

U dwóch pacjentów stwierdzono normalne lub wysokie stężenie hormonu przytarczycowego:
Pierwszy pacjent miał poziom ponad 120 ng/L (norma: 120-430 ng/L).
Czwarty pacjent miał poziom ponad 1000 ng/L (Normalny: 120-430120 ng/L).

Zatrzymanie krążeniowo-oddechowe wtórne do hipokalcemii wystąpiło u dwóch z nich, drugiego i trzeciego.

Zwężenie rdzenia kręgowego kości długich obserwowano u siedmiu pacjentów, a najbardziej widoczne było w kościach przedramienia i śródręcza.

Sepsa we wczesnym okresie niemowlęcym wystąpiła u trzech pacjentów (2, 3 i 5), a co najmniej trzej dotknięci nią rodzeństwo zmarło w okresie niemowlęcym z powodu przytłaczającej infekcji.

Rysunek 1.2 przedstawia szkic trzeciego pacjenta, rysunek 1.3 szkic szóstego pacjenta, rysunek 1.4 szkic siódmego pacjenta, a rysunek 1.5 szkic ósmego pacjenta opisanego przez Richardsona i Kirka w 1990 roku.

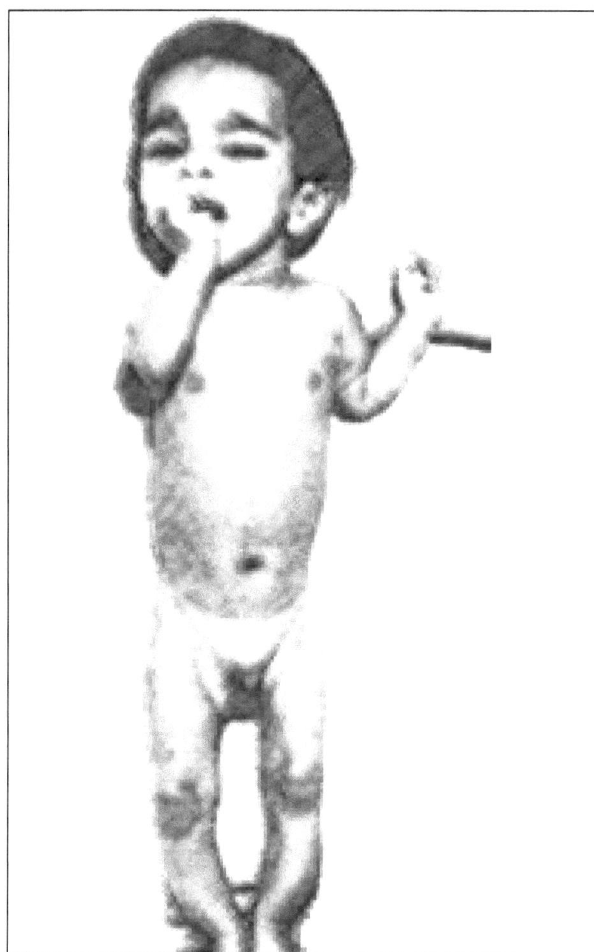

Rysunek 1.1A: Szkic pierwszego pacjenta opisanego przez Richardsona i Kirka w 1990 r., w wieku dziewięciu miesięcy.

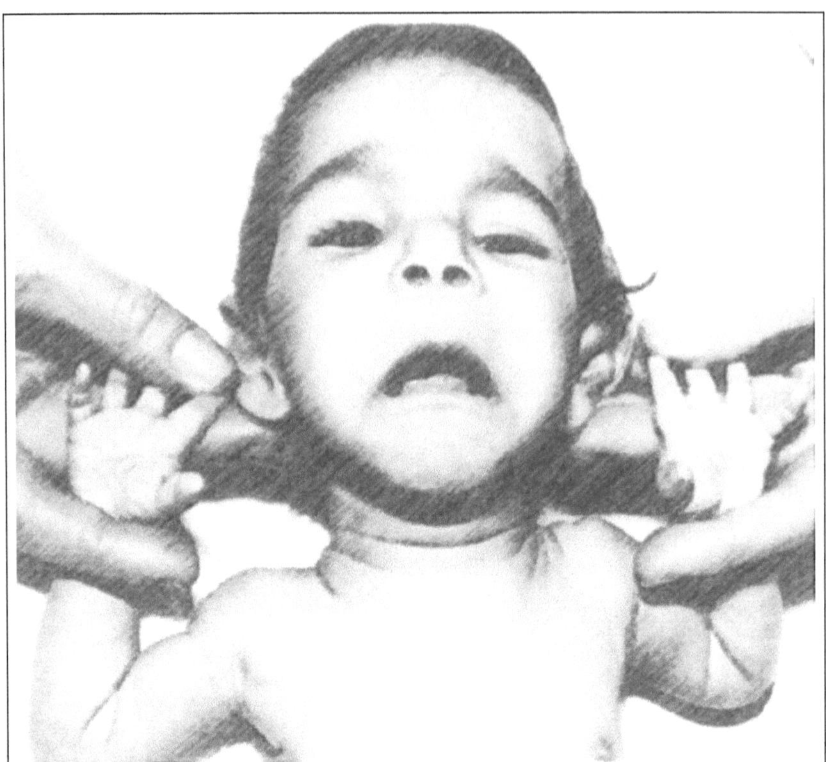

Rysunek 1.1B: Szkic pierwszego pacjenta opisanego przez Richardsona i Kirka w 1990 r., w wieku dziewięciu miesięcy.

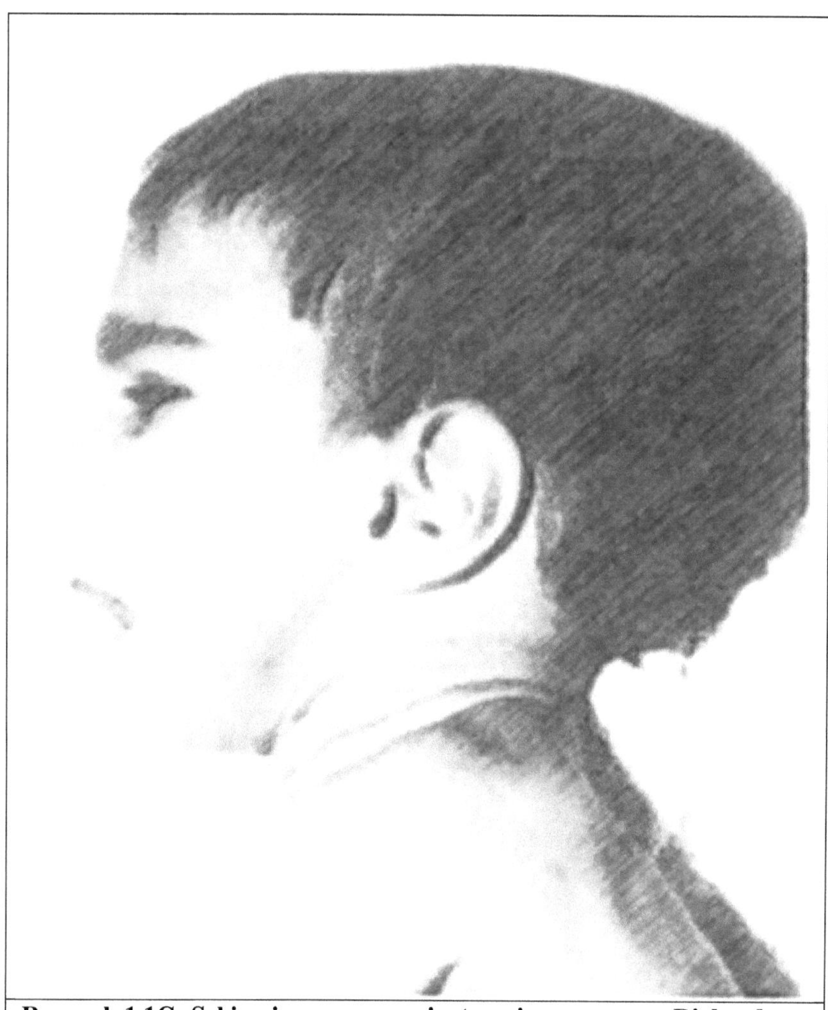

Rysunek 1.1C: Szkic pierwszego pacjenta opisanego przez Richardsona i Kirka w 1990 r., w wieku dziewięciu miesięcy.

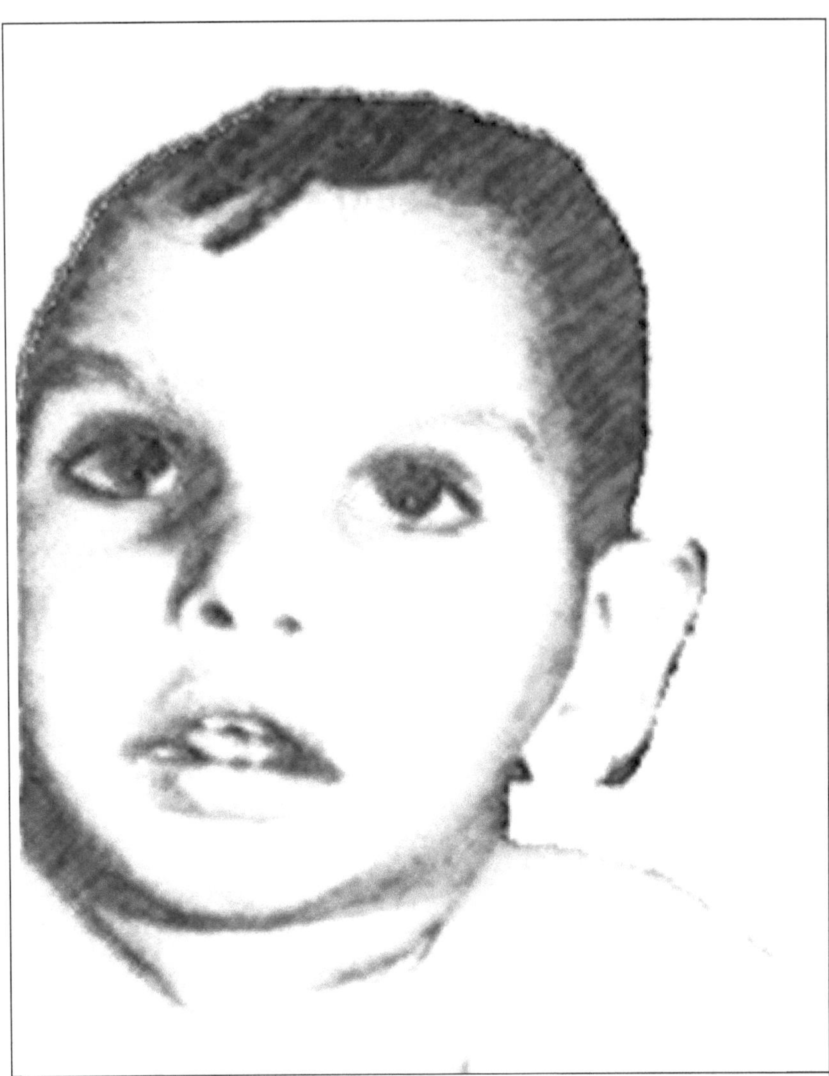

Rysunek 1.2: Szkic trzeciego pacjenta opisanego przez Richardsona i Kirka w 1990 r.

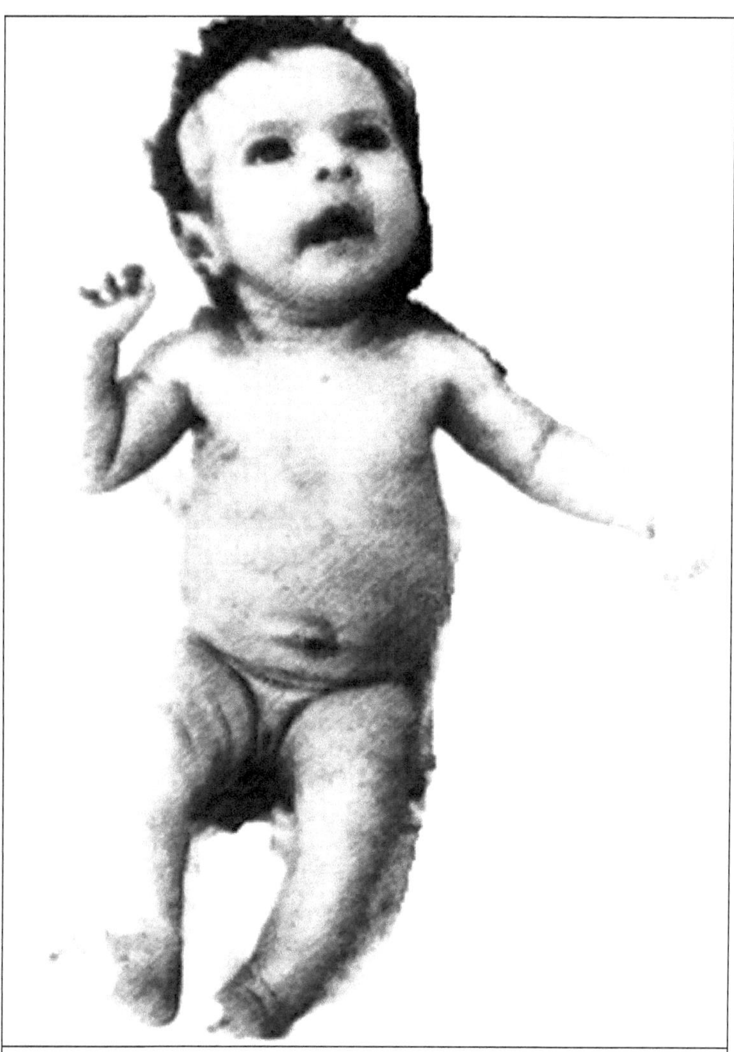

Rysunek 1.3: Szkic szóstego pacjenta opisanego przez Richardsona i Kirka w 1990 r.

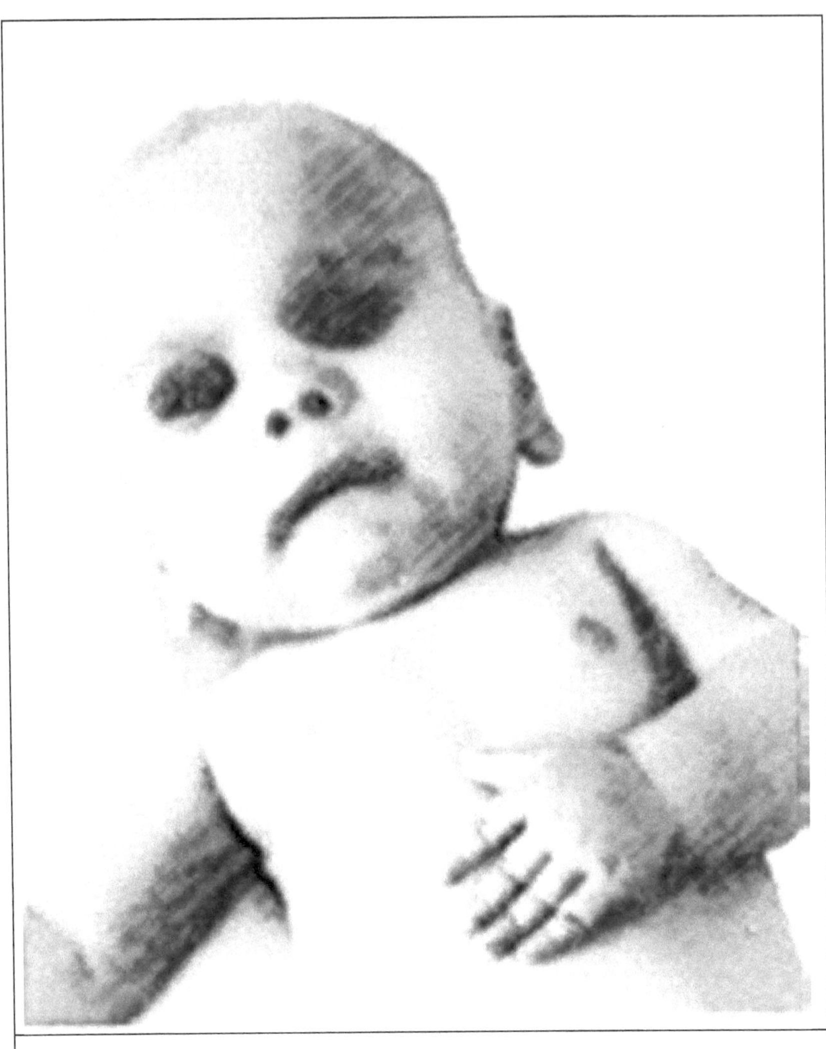

Rysunek 1.4: Szkic siódmego pacjenta opisanego przez Richardsona i Kirka w 1990 r.

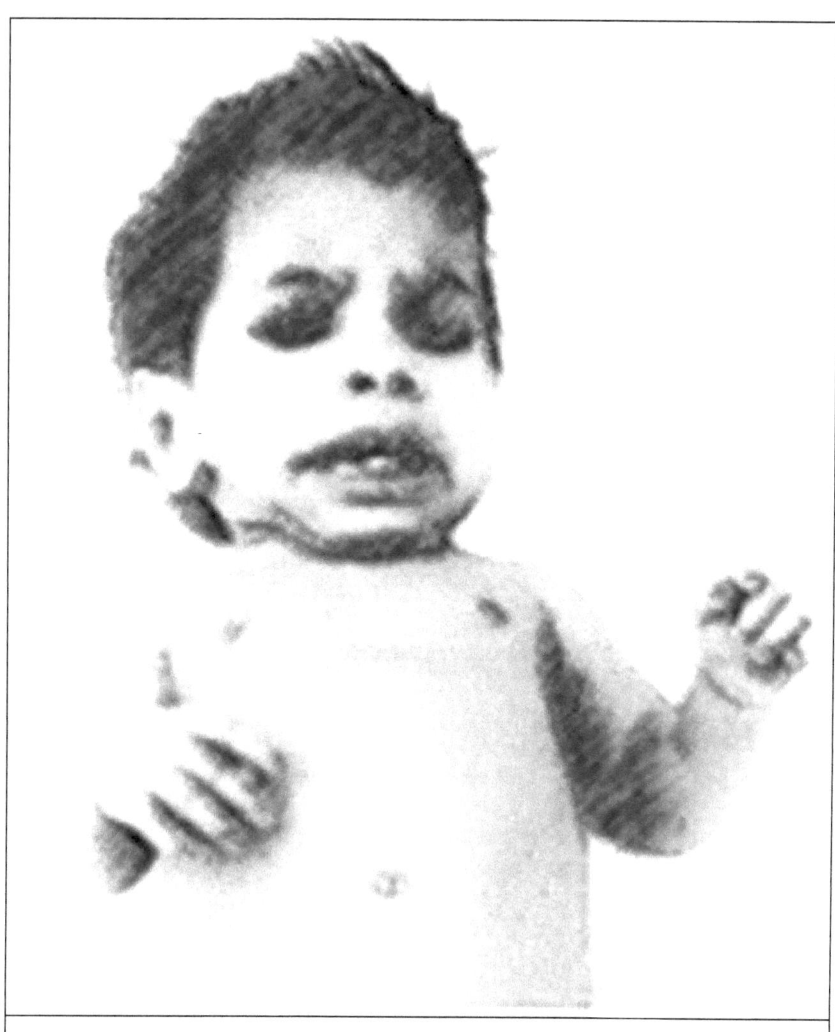

Rysunek 1.5: Szkic ósmego pacjenta opisanego przez Richardsona i Kirka w 1990 r.

W 1991 r. Sanjad i inni zgłosili kolejne dwanaście niemowląt (sześciu chłopców, sześć dziewczynek) z zespołem opisanym przez Richardsona Kirka.

Sanjad i inni zacytowali pracę Richardsona i Kirka, która została opublikowana wcześniej w 1990 r. i stwierdzili, że ich pacjent ma takie same cechy pacjentów, jak pacjenci zgłoszeni przez Richardson i Kirka.

Pacjenci Sanjada i wsp. mieli ciężką tężyczkę hipokalcemiczną lub drgawki, ciężką niewydolność wzrostu i opóźnienie umysłowe.

Wszyscy pacjenci mieli cechy dysmorficzne, w tym:

Głęboko osadzone oczy.
Mikrocefalia.
Cienkie usta.
Dziobata końcówka nosa.
Zewnętrzne anomali e uszu.
Micrognatia.
Wgłębiony mostek nosowy.

Wszyscy pacjenci mieli wewnątrzmaciczne opóźnienie wzrostu, ciężki wzrost poporodowy
opóźnienie, i opóźnienie umysłowe.

W okresie noworodkowym u 9 z 12 pacjentów wystąpiły objawy.

Odporność za pośrednictwem komórek była badana u pięciu pacjentów i była normalna.

Czterech pacjentów zmarło, a pozostałych ośmiu było leczonych suplementami witaminy D i wapnia, ale bez poprawy ich wzorca wzrostu.

Pierwszą pacjentką zgłoszoną przez Sanjada i wsp. był trzyletni chłopiec saudyjski, który urodził się w czasie porodu spontanicznego z pochwy, a jego waga urodzeniowa wynosiła 1,5 kilograma. Rodzice byli kuzynami pierwszego stopnia i mieli dwoje starszych, zdrowych dzieci.

W pierwszych dniach życia chłopiec miał tężyczkę hipokalcemiczną i był leczony doustnie suplementem wapnia oraz preparatem witaminy D.

W wieku 4,5 miesiąca rozwinęły się u niego powtarzające się ataki wymiotów i drgawek. Jego waga wynosiła 2,5 kilograma, a długość 47 cm.

Dysmorficzne rysy twarzy chłopca również:

Mikrocefalia. Mikrocefalia,
Cienkie usta.
Nisko osadzone i obrócone do tyłu uszy.
Głęboko osadzone oczy.
Wciśnięty mostek nosowy.
Dziobata końcówka nosa.

Chłopiec też miał :

Wysokie, łukowate podniebienie.
Małe dłonie i stopy.
Mikropenis.
Jednostronne wnętrostwo.

Poziom wapnia w surowicy wynosił od 1,5 do 1,7 mmol/L.
Poziom hormonu przytarczycowego wynosił od 10-30 pmol/L (Normalny: 29-85 pmol/L) pomimo ciężkiej hipokalcemii.

Rysunek 1.6 przedstawia szkic pierwszego pacjenta zgłoszonego przez Sanjada i wsp. w 1991 roku. Pacjentem był chłopiec, który miał głęboko osadzone oczy, szeroki mostek nosowy, wydatne czoło i mikrognatię.

Rycina 1.7 przedstawia szkic drugiego pacjenta zgłoszonego przez Sanjada i wsp. w 1991 r. Pacjentka miała wybitne czoło, wgłębiony mostek nosowy, głęboko osadzone oczy, mikrognatię, cienkie usta i przeduszne znaczniki.

Rysunek 1.8 przedstawia szkic czwartego pacjenta zgłoszonego przez Sanjada i wsp. w 1991 roku. Pacjentka była dziewczynką, która miała głęboko osadzone oczy, mikrognatię, cienkie usta i proste, zniekształcone uszy obrócone do tyłu.

Rysunek 1.9 przedstawia szkic piątego pacjenta zgłoszonego przez Sanjada i wsp. w 1991 roku. Pacjentem był chłopiec, który miał głęboko osadzone oczy, epikantyczne fałdy, szeroki mostek nosowy.

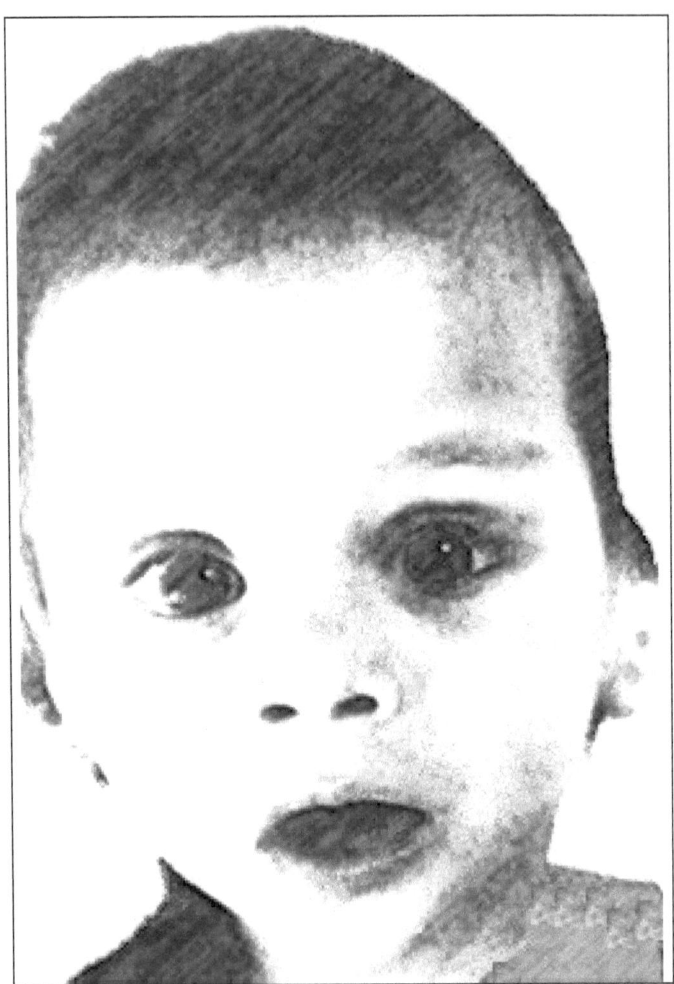

Rysunek-1.6: Szkic pierwszego pacjenta zgłoszonego przez Sanjada i wsp. w 1991 roku. Pacjentem był chłopiec, który miał głęboko osadzone oczy, szeroki mostek nosowy, wydatne czoło i mikrognatię.

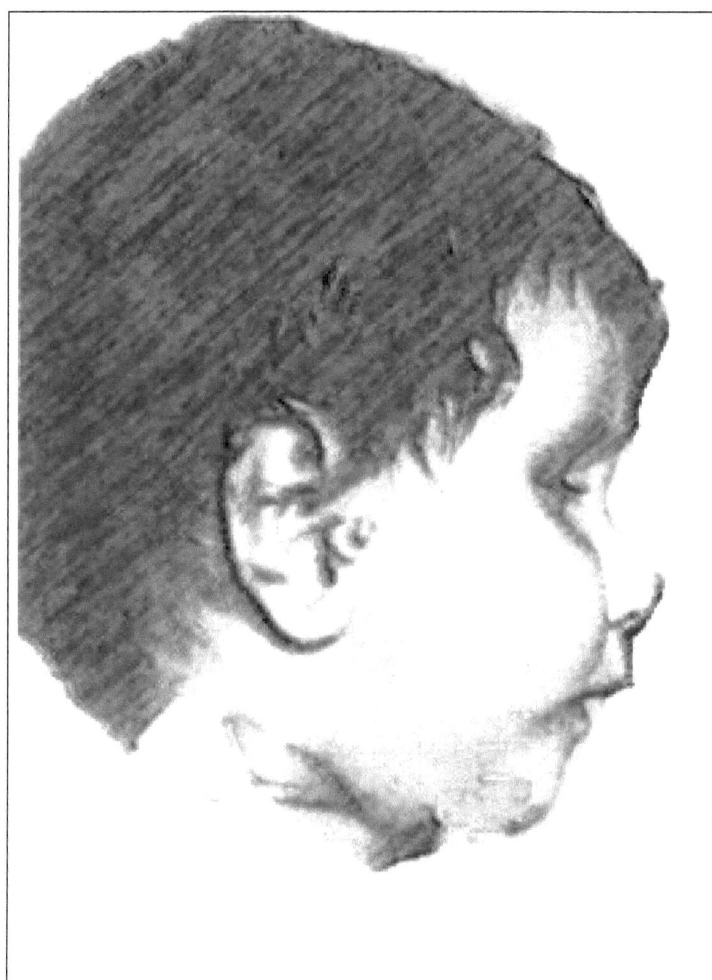

Rycina 1.7: Szkic drugiego pacjenta zgłoszonego przez Sanjada i wsp. w 1991 r. Pacjentka miała wybitne czoło, wgłębiony mostek nosowy, głęboko osadzone oczy, mikrognatię, cienkie usta i kolczyk przeduszny.

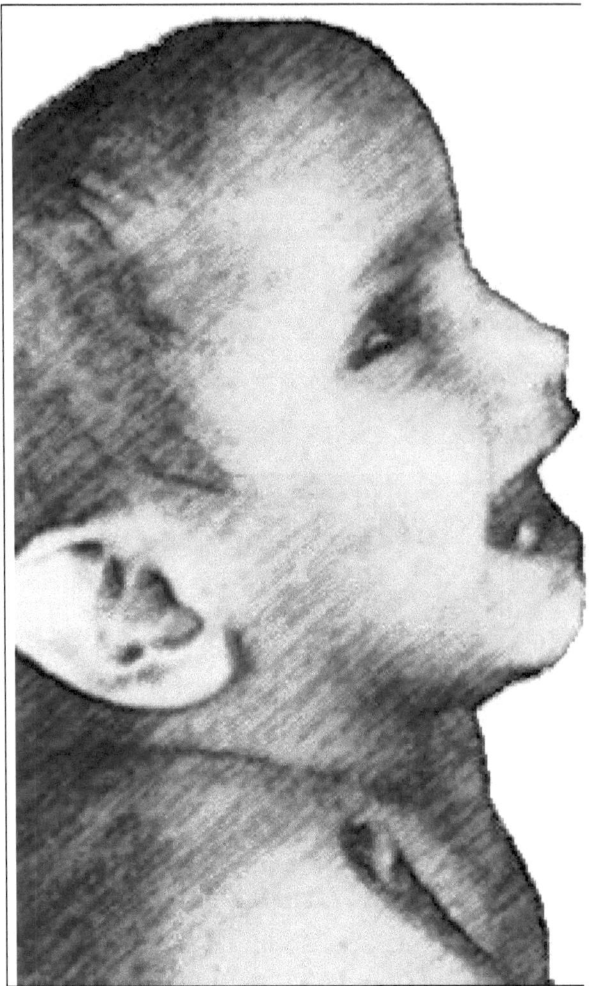

Rysunek-1.8: Szkic czwartego pacjenta zgłoszonego przez Sanjada i wsp. w 1991 roku. Pacjentka była dziewczynką, która miała głęboko osadzone oczy, mikrognatię, cienkie usta i proste, zniekształcone, obrócone do tyłu uszy.

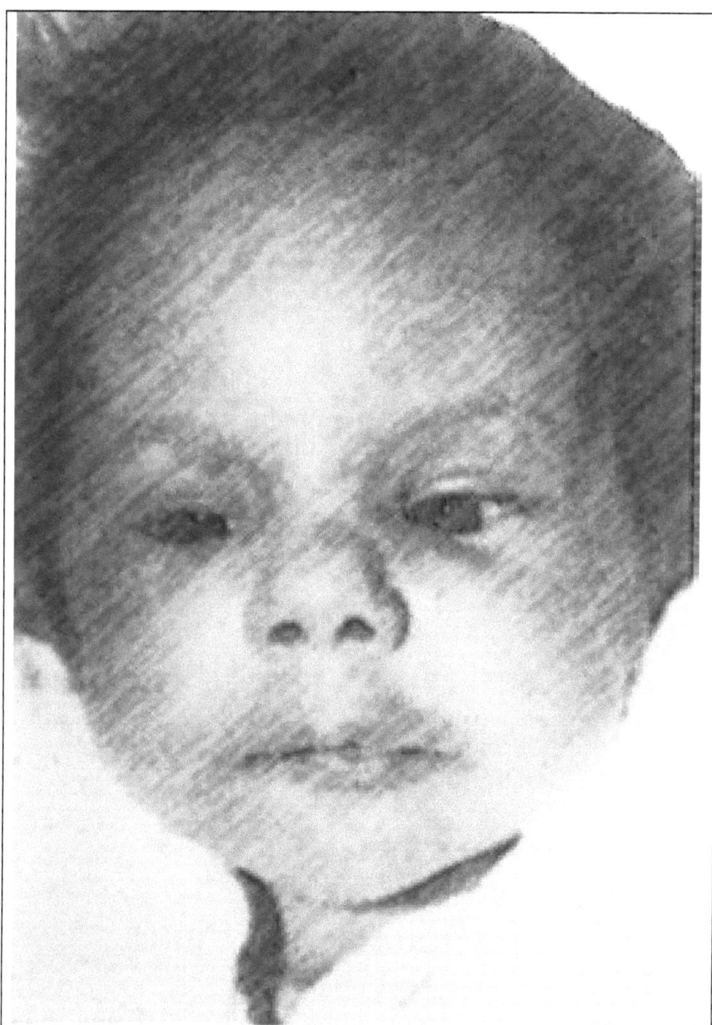

Rysunek 1.9: Szkic piątego pacjenta zgłoszonego przez Sanjada i wsp. w 1991 roku. Pacjent był chłopcem, który miał głęboko osadzone oczy, epikantyczne fałdy, szeroki mostek nosowy

BIBLIPGRAPHY

Sanjad S, Sakati N, Abu-Osba Y. Wrodzona niedoczynność przytarczyc z cechami dysmorficznymi - nowy zespół. J Pediatr 1988;23:271A.

Richardson . RJ, Kirk JMW. Krótki wzrost, opóźnienie umysłowe i niedoczynność przytarczyc: nowy zespół. Arch Dis Child 1990 Oct;65:1113-7. PMID:1701077.

Sanjad SA, Sakati NA, Abu-Osba YK, Kaddoura R, Milner RDG. New syndrome of congenital hypoparathyroidism, severe growth failure, and dysmorphic features. Arch Dis Child 1991 Feb ;66:193-6. PMID:2001103.

ROZDZIAŁ DWA: SPRAWOZDANIA SANJAD-SAKATI-RICHARDSON-KIRK SYNDROME W LATACH 90.

Na początku lat 90. dwudziestu pacjentów zgłoszonych przez Richardsona i Kirka (1990) oraz Sanjada i wsp. (1991) określiło stan jako nowy autosomalny recesywny zespół genetyczny.

Kalam i Hafeez (1992) ze szpitala dziecięcego Sulaimania w Rijadzie w Arabii Saudyjskiej zgłosił 4-letnią dziewczynkę z Arabii Saudyjskiej, która miała ciężką niewydolność rozwojową, uderzające cechy dysmorficzne, opóźnienie rozwoju, wrodzoną niedoczynność przytarczyc, drgawki, przewlekłe zapalenie ucha środkowego, przewlekłe nieswoiste zapalenie żołądka i jelit oraz powtarzające się zakażenia zagrażające życiu.

Rodzice byli pierwszymi kuzynami. Dysmorficzne cechy twarzy obejmowały:

Wyróżnienie na froncie.
Głęboko osadzone oczy.
Wciśnięty mostek nosowy.
Dziobany nos.
Długi filtr z cienką górną wargą.
Micrognathia.
Duże dyskietki uszu.

Dziewczyna miała też rozwidloną języczek.

Hershkovitz i inni (1995) z Centrum Medycznego Soroka w Beer Sheva, Izrael zgłosiło sześcioro dzieci pochodzenia arabskiego z Sanjad-Sakati-Richardson-Kirk. Do najważniejszych cech dysmorficznych należały:

Mikrocefalia.
anomalie twarzy i zębów.
Małe dłonie i stopy.

Wiek kostny był znacznie opóźniony. Badania immunologiczne i chromosomalne były w normie.

Stężenie insulinopodobnego czynnika wzrostu-1 w surowicy, mierzone u dwóch pacjentów, okazało się być nienormalnie niskie.

Parvari et al (1998) od Beer-Sheva w Izrael podkreślił, że zespół Sanjada-Sakati-Richardsona-Kirka jest autosomalnym, recesywnym, ciężkim, wrodzonym zaburzeniem, które może być śmiertelne.

Parvari et al uważali, że ponieważ zespół ten jest bardzo rzadki, a wszyscy rodzice pacjentów byli obojga płci, jest prawdopodobne, że jest on spowodowany homozygotycznym dziedziczeniem pojedynczej recesywnej mutacji od wspólnego przodka. Zgłaszali oni homozygotyczność i mapowanie zaburzeń równowagi w zespole.

W 1997 roku al-Gazali i Dawodu z Uniwersytetu Zjednoczonych Emiratów Aabskich w Zjednoczonych Emiratach Arabskich opisali dziecko z wysoce wsobnej rodziny omańskiej z niedoczynnością przytarczyc, niewydolnością wzrostu, opóźnieniem rozwoju i charakterystycznym wyglądem twarzy.

Diaz i inni (1999) z Mount Sinai School of Medicine z Nowy Jork zgłosił badanie genotypu ośmiu saudyjskich pacjentów.

Całkowita liczba pacjentów z zespołem Sanjada-Sakati-Richardsona-Kirka zgłoszona w latach 90. wynosiła 38 pacjentów, w tym 8 pacjentów zgłoszonych przez Richardsona i Kirka, 1990 r.; 12 pacjentów zgłoszonych przez Sanjada i wsp., 1991 r., 1 pacjent zgłoszony przez Kalama i Hafeeza, 1992 r., 6 pacjentów zgłoszonych przez Hershkovitza i wsp., 1995 r.; 2 pacjentów zgłoszonych przez Parvari i wsp., 1998 r.; 1 pacjenta zgłoszonego przez al-Gazaliego i Dawodu, 1997 r.; oraz 8 pacjentów zgłoszonych przez Diaza i wsp. 1999 r.

BIBLIPGRAPHY

Kalam MA, Hafeez W. Wrodzona niedoczynność przytarczyc, drgawki, skrajna niewydolność wzrostu z opóźnieniem rozwoju i cechami dysmorficznymi: kolejny przypadek tego nowego zespołu. Clin Genet 1992 Sep;42(3):110-3. PMID:1395080.

Hershkovitz E, Shalitin S, Levy J, Leiberman E, Weinshtock A, Varsano I, Gorodischer R. Nowy zespół wrodzonej niedoczynności przytarczyc związany z dysmorfizmem, opóźnieniem wzrostu i opóźnieniem rozwoju - doniesienie sześciu pacjentów. Isr J Med Sci 1995 May;31(5):293-7. PMID:7538982.

al-Gazali LI, Dawodu A. Zespół niedoczynności przytarczyc, ciężka niewydolność wzrostu, opóźnienie rozwoju i charakterystyczne cechy. Clin Dysmorphol 1997 Jul;6(3):233-7. PMID:9220193.

Parvari R, Hershkovitz E, Kanis A, Gorodischer R, Shalitin S, Sheffield VC, Carmi R. Homozygotyczność i mapowanie zespołu wrodzonej niedoczynności przytarczyc, opóźnienia wzrostu i upośledzenia umysłowego oraz dysmorfizmu do przedziału 1 cm na chromosomie 1q42-43. Am J Hum Genet 1998 Jul;63(1):163-9. PMID:9634513. PMCID.

Diaz GA, Gelb BD, Ali F, Sakati N, Sanjad S, Meyer BF, Kambouris M. Sanjad-Sakati i autosomalne recesywne syndromy Kenny'ego-Caffey'ego są allelami: dowodem na mutację założyciela przodków i udoskonalenie locusu. Am J Med Genet 1999 Jul 2;85(1):48-52. PMID:10377012.

ROZDZIAŁ TRZECI: SPRAWOZDANIA SANJAD-SAKATI-RICHARDSON-KIRK SYNDROME w latach 2000.

Parvari , et al (2002) z Uniwersytetu Ben Gurion z Negev w Beer Sheva , Izrael nazwał to zaburzenie "zespołem niedoczynności przytarczyc - niedoczynności tarczycy - dysmorfizmu" i podkreślił, że zespół Sanjada-Sakati-Richardsona-Kirka był zgłaszany prawie wyłącznie u pacjentów ze Środkowego Wschodu.

Opisali oni udoskonalenie regionu krytycznego w odstępie ok. 230 kb, a także zgłosili identyfikację mutacji skasowania i usunięcia TBCE u chorych.

Al-Malik (2004) z Arabia Saudyjska zgłosiła 4 letnią dziewczynkę, którą widziano z powodu bólu w jamie ustnej i złego stanu zdrowia zębów. W jamie ustnej stwierdzono mikrognatyczną żuchwę i szczękę, mikrodoncję, hipoplazję szkliwa oraz ciężką próchnicę zębów.

Hellani et al (2004) z Arabii Saudyjskiej dokonali przeglądu literatury i stwierdzili, że w Arabia SaudyjskaZespół Sanjada-Sakati-Richardsona był na ogół spowodowany usunięciem 12 bp (155-166nt) w specyficznym dla tubuliny genie E przyzwoitki.

Zgłosili oni zastosowanie preimplantacyjnej diagnostyki genetycznej w rodzinie z dwójką zaatakowanego rodzeństwa.

Courtens et al (2006) ze szpitala uniwersyteckiego w Antwerpii w Belgia zwane zaburzeniem niedoczynności przytarczyc - zespołem dysmorfizmu.

Dokonano przeglądu literatury i stwierdzono, że zaburzenie zostało zmapowane na długim ramieniu chromosomu 1 (1q42-q43), a jako przyczynę choroby zidentyfikowano mutacje w genie kodującym specyficzny dla tubuliny opiekun E (TBCE).

Jednak Courtens i inni zgłosili czteroipółletnią dziewczynkę z zespołem Sanjada-Sakati-Richardsona, która nie miała mutacji w genie TBCE.

U pacjentki występowały prawidłowe białka TBCE i alfa-tubuliny w linii limfoblastidów, a gen TBCE nie może być genem wywołującym zespół.

Courtens et al uważali, że drugim możliwym locusem genu dla tego zaburzenia może być 4q35.

Naguib et al (2009) z Kuwejt zgłosił 21 pacjentów z zespołem Sanjada-Sakati-Richardsona-Kirka z 16 rodzin. Pokrewieństwo rodzicielskie odnotowano w 2 rodzinach (12,5%).

Wszyscy pacjenci mieli ciężkie wewnątrzmaciczne opóźnienie wzrostu, krótką sylwetkę, małe dłonie i stopy, niebieską twardówkę, głęboko osadzone oczy, mikrocefalię, utrzymującą się hipokalcemię i niedoczynność przytarczyc.

U dwóch pacjentów stwierdzono zwężenie rdzenia kręgowego.

Badania cytogenetyczne i fluorescencyjne hybrydyzacji in situ były prawidłowe.

Wszyscy dotknięci pacjenci mieli homozygotyczne usunięcie 12 bp (155-166del) w eksonie 3 genu TBCE. Wszyscy rodzice byli heterozygotycznymi nosicielami tej mutacji.

Niska częstość występowania w tym badaniu parzystokopytnych rodziców może świadczyć o wysokim odsetku nosicieli heterozygotycznych.

Całkowita liczba pacjentów z zespołem Sanjada-Sakati-Richardsona-Kirka zgłoszona w latach 2000. wynosiła dwadzieścia pięć, w tym jedna saudyjska dziewczynka zgłoszona przez Al-Malika, 2004 r.; dwaj saudyjscy rodzeństwem zgłoszeni przez Hellani et al, 2004 r.; jedna dziewczynka zgłoszona przez Courtens et al, 2006 r.; oraz dwadzieścia jeden pacjentów zgłoszonych przez Naguiba et al, 2009 r.

Całkowita liczba pacjentów z zespołem Sanjada-Sakati-Richardsona-Kirka zgłoszona w latach 90. i 2000. wynosiła 63 pacjentów.

BIBLIPGRAPHY

Parvari R, Hershkovitz E, Grossman N, et al. Mutacja TBCE powoduje niedoczynność przytarczyc - opóźnienie dysmorfizmu i autosomalny recesywny zespół Kenny'ego-Caffeya. Nat Genet 2002 Nov;32(3):448-52. PMID:12389028.

Al-Malik MI. Cechy dentofaktyczne zespołu Sanjada-Sakatiego: raport z dochodzenia. Int J Paediatr Dent 2004 Mar;14(2):136-40. PMID:15005702.

Hellani A, Aqueel A, Jaroudi K, Ozand P, Coskun S. Ciąża po preimplantacyjnej diagnostyce genetycznej dla zespołu Sanjad-Sakati. Prenat Diagn 2004 Apr;24(4):302-6. PMID:15065107.

Courtens W, Wuyts W, Poot M, Szuhai K, Wauters J, Reyniers E, Eleveld M, Diaz G, Nöthen MM, Parvari R. Hypoparathyroidism-retardation-dysmorphism syndrome in a girl: A new variant not caused by a TBCE mutation: clinical report and review. Am J Med Genet A 2006 Mar 15;140(6):611-7.

Naguib KK, Gouda SA, Elshafey A, Mohammed F, Bastaki L, Azab AS, Alawadi SA. Sanjad-Sakati syndrome/Kenny-Caffey syndrome type 1: badanie 21 przypadków w Kuwejt. East Mediterr Health J 2009 Mar-Apr; 15(2): 345-52. PMID:19554981.

ROZDZIAŁ CZWARTY: DONIESIENIA O ZESPOLE SANJAD-SAKATI-RICHARDSON-KIRK PO 2010 R.

Albaramki i inni (2012) z Jordańskiego Szpitala Uniwersyteckiego w Amman zgłosiło ośmiu pacjentów z zespołem Sanjada-Sakati-Richardsona-Kirka z siedmiu jordańskich rodzin.

Sześciu z ośmiu pacjentów miało 12 bp (155-166 del) w obrębie specyficznego dla tubuliny przyzwoitki E (gen TBCE) w eksonie 3 przy 1q42-43.

Rodzicielskie pokrewieństwo było obecne we wszystkich rodzinach.

El Batawi (2013) z University City Sharjah w Zjednoczonych Emiratach Arabskich zgłosił dziecko z zespołem Sanjada-Sakati-Richardsona-Kirka i ciężką próchnicą, która nastąpiła po nawracającej próchnicy na niekoronowanych zębach.

Wysoki wskaźnik powtarzalności niedźwiedzi przypisuje się nawykom żywieniowym.

Kerkeni el (2015) od Tunezja opisał tunezyjskie dziecko z zespołem Sanjada-Sakati-Richardsona-Kirka, które było homozygotyczne z powodu mutacji 155-166del. Uważali, że mutacja ta mogła pochodzić z Bliskiego Wschodu i została wprowadzona w Tunezja przez najeźdźców Banu Hilal.

Ajarmeh i Al Tamimi (2018) z Jordania opisał dwuletniego chłopca z zespołem Sanjada-Sakati-Richardsona-Kirka, u którego stwierdzono hipokalcemię, brak rozwoju i niedokrwistość makrocytarną spowodowaną alergią na białka mleka krowiego oraz niedobór kwasu foliowego.

Pacjentka miała również hiperfosfatemię, którą z powodzeniem leczono sewoamerami. Leczenie było dobrze tolerowane i poprawiło jego hipokalcemię.

Ajarmeh i Al Tamimi zasugerowali, że zespół Sanjada-Sakati-Richardsona-Kirka powinien być brany pod uwagę w diagnostyce różnicowej każdego niemowlęcia z hipokalcemią, dysmorfizmem i brakiem rozwoju.

Ryabets-Lienhard i inni (2018) z Uniwersytetu Południowej Kalifornii w Los Angeles opisała czteroletnią dziewczynkę z ciężkim zespołem Sanjada-Sakati-Richardsona-Kirka i bez żadnych nieprawidłowości w tubulinoswoistym genie przyzwoitki E (TBCE).

Ta dziewczyna była z Indie i prezentowane z napadami hipokalcemicznymi spowodowanymi wrodzoną niedoczynnością przytarczyc, skrajną mikrocefalią, niedoborem wzrostu, anomaliami oczu i dysmorfizmem twarzy.

Aminzadeh i inni (2018) z Ahvaz Jundishapur University of Medical Sciences w Iran Badano 29 pacjentów (ryc. 4.1A,B,C) z zespołem Sanjada-Sakati-Richardsona-Kirka z 23 niespokrewnionych gatunków arabskich.

28 osób miało pokrewieństwo rodzicielskie.

U 27 pacjentów wystąpiły napady hipokalcemii, a u dwóch wystąpił słaby przyrost masy ciała i bezobjawowa hipokalcemia.

Niski lub normalny poziom hormonu przytarczycy.

Analiza sekwencyjna genu kofaktora fałdowania tubuliny E wykazała, że wszyscy chorzy mieli homozygotyczne usunięcie 12-bp (c.155-166del).

Aminzadeh i wsp. przeprowadzili diagnostykę prenatalną dla ośmiu rodzin, a dwa płody z homozygotycznym usunięciem 12-bp.

Całkowita liczba pacjentów z zespołem Sanjada-Sakati-Richardsona-Kirka zgłoszonych po 2010 r. wynosiła czterdziestu, w tym ośmiu jordańskich pacjentów zgłoszonych przez Albaramki i wsp., 2012 r.; jeden tunezyjski pacjent zgłoszony przez Kerkeni el, 2015 r.; jeden jordański pacjent zgłoszony przez Ajarmeh i Al Tamimi, 2018 r.; jeden pacjent z Indii zgłoszony przez Ryabets-Lienhard i wsp., 2018 r.; oraz dwadzieścia dziewięć arabskich pacjentów z Iranu zgłoszonych przez Aminzadeha i wsp., 2018 r.

Całkowita liczba zgłoszonych pacjentów z zespołem Sanjada-Sakati-Richardsona-Kirka wynosi 103.

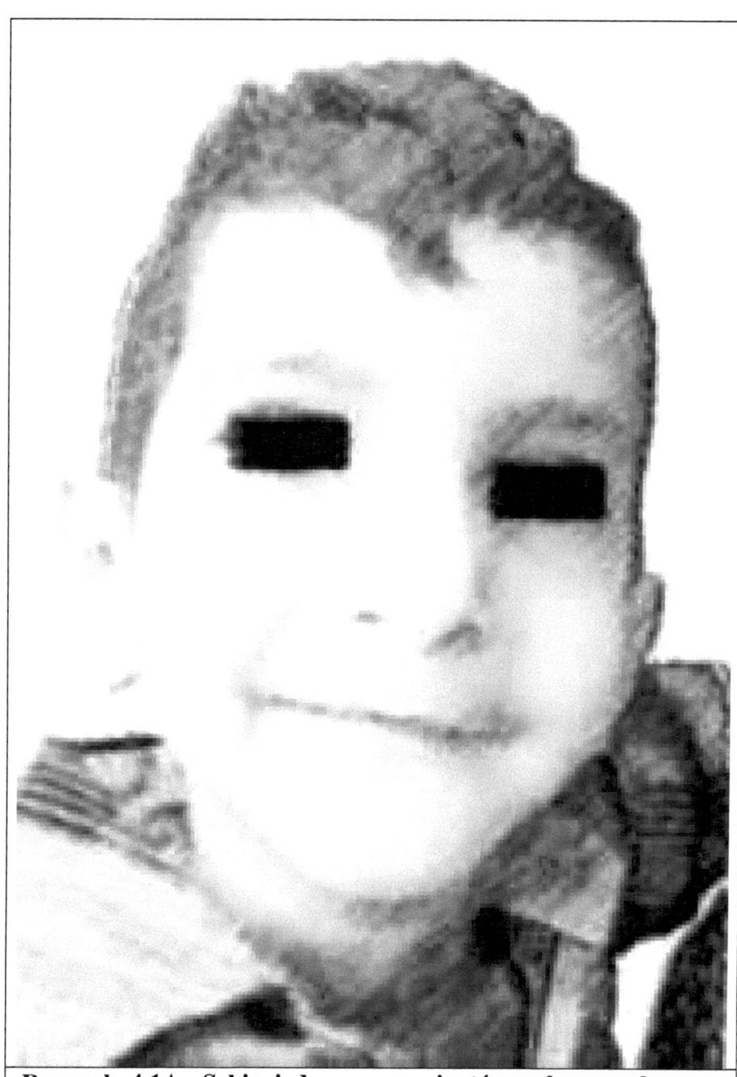

Rysunek 4.1A: Szkic jednego z pacjentów zgłoszonych przez Aminzadeha i wsp. (2018)

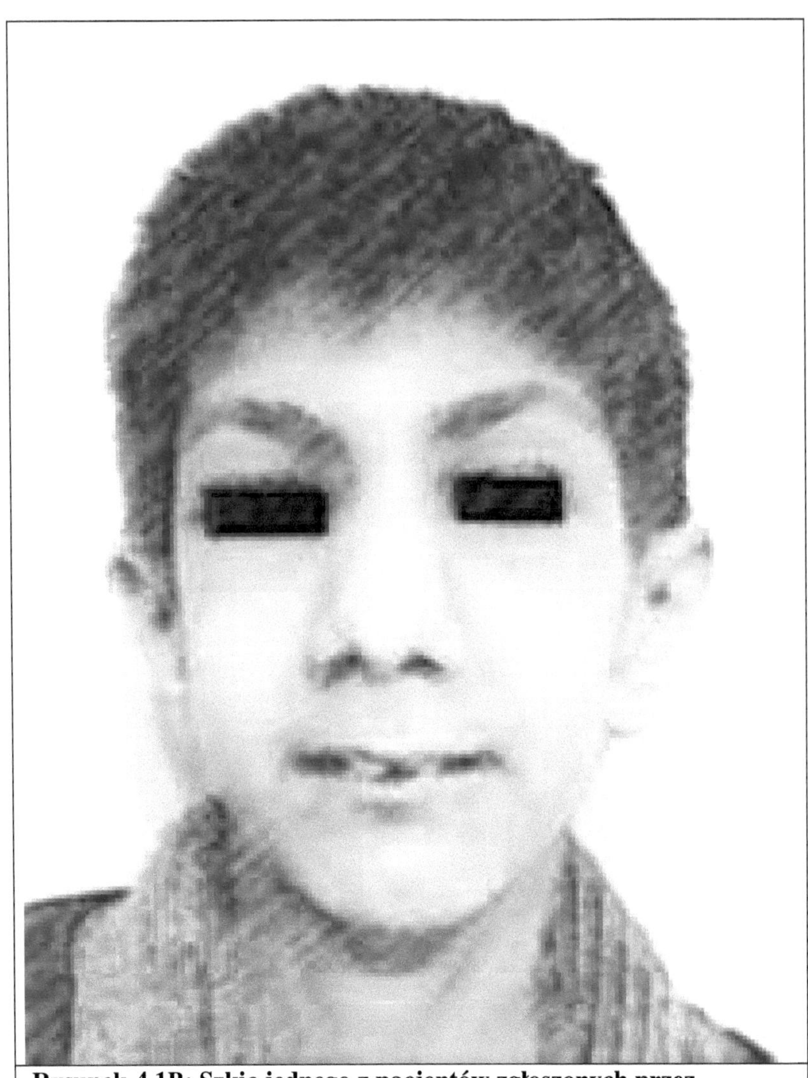

Rysunek-4.1B: Szkic jednego z pacjentów zgłoszonych przez Aminzadeha i wsp. (2018)

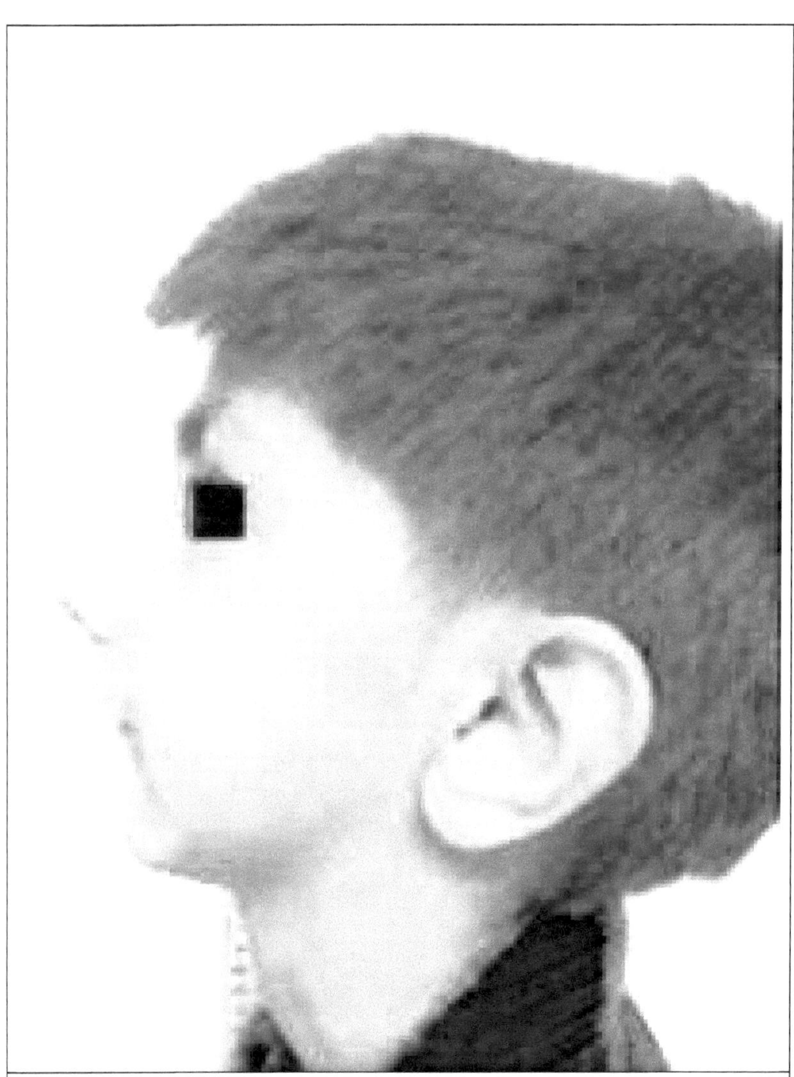

Rysunek-4.1C: Szkic jednego z pacjentów zgłoszonych przez Aminzadeha i wsp. (2018)

BIBLIPGRAPHY

Albaramki J, Akl K, Al-Muhtaseb A, Al-Shboul M, Mahmoud T, El-Khateeb M, Hamamy H. Sanjad Sakati syndrom: seria przypadków z Jordanii. East Mediterr Health J 2012 May;18(5):527-31. PMID:22764442.

El Batawi HY. Syndrom Sanjada-Sakatiego zarządzanie stomatologiczne: opis przypadku. Sprawa Rep Dent 2013;2013:184084. PMID:23533822.

Kerkeni E, Sakka R, Sfar S, Bouaziz S, Ghedira N, Ben Ameur K, Ben Hmida H, Chioukh FZ, Ghédira ES, Gribaa M, syndrom Monastiri K. Sanjad-Sakati u tunezyjskiego dziecka. Arch Pediatr 2015 Sep;22(9):951-5. PMID:26231322.

Ajarmeh SA, Al Tamimi EM. Zespół Sanjad-Sakati z niedokrwistością makrocytarną i brakiem rozwoju: przypadek z południowej Jordanii. J Pediatr Endocrinol Metab 2018 Apr 25;31(5):581-584. PMID:29494340.

Ryabets-Lienhard A, Issaranggoon Na Ayuthaya S, Graham JM, Pitukcheewanont P. Przypadek ciężkiego zespołu TBCE-negatywnej niedoczynności przytarczyc-odporności na dysmorfizm: Opis przypadku i przegląd literatury. Am J Med Genet A 2018 Aug;176(8):1768-1772. PMID:30055029.

Aminzadeh M, Galehdari H, Shariati G, Malekpour N, Ghandil P. Analiza cech klinicznych i składanego kofaktora tubulinowego genu E u irańskich pacjentów z zespołem Sanjad-Sakati. J Pediatr (Rio J) 2018 Aug 4. pii: S0021-7557(18)30453-4.PMID:30080992.

ROZDZIAŁ PIĄTY:PIERWSZY PRZYPADEK SANJAD-SAKATI-RICHARDSON-KIRK W IRAKU

Wiedza zawodowa, doświadczenie i świadomość przejawów bardzo rzadkich zaburzeń genetycznych oraz ich najwłaściwszego postępowania jest często ograniczona, ze względu na niewielką liczbę pacjentów posiadających każdy z nich.

Na ogół trudno jest zdiagnozować rzadką chorobę lub zaburzenie, ponieważ nie jest możliwe, aby lekarze znali tysiące rzadkich schorzeń.

Wczesne rozpoznanie rzadkich zaburzeń genetycznych odgrywa jednak istotną rolę w zapobieganiu tym zaburzeniom poprzez odpowiednie doradztwo genetyczne.

Czasami wczesne rozpoznanie rzadkiego zaburzenia może pomóc w zmniejszeniu związanej z nim zachorowalności i śmiertelności.

Syndromy w medycynie są często nazywane na cześć lekarza lub grupy lekarzy, którzy je odkryli lub początkowo podali pełny obraz kliniczny lub najlepszy opis zespołu.

Jednakże wiele z tych rzadkich zespołów zostało opisanych przez lekarzy w wielu rejonach świata przed erą Internetu, co wiązało się z łatwym dostępem do raportów klinicznych na całym świecie.

Niestety, czasami, przy nazewnictwie zespołu, niesprawiedliwie ignorowano ogromną rolę lekarzy, którzy dostarczyli pierwszy pełny opublikowany opis.

Zespół ciężkiego spowolnienia wzrostu, upośledzenia umysłowego i przewlekłej hipokalcemii spowodowanej niedoczynnością przytarczyc po raz pierwszy został zgłoszony przez Sanjada, Sakatiego i Abu-Osbę w 1988 roku.

Sanjad, Sakati i Abu-Osba przedstawili część pełnego opisu zespołu u pięciu niemowląt na 58. dorocznym spotkaniu Society for Pediatric Research w Waszyngtonie maj 1988 roku. Później, w 1991 r., opublikowali bardziej kompletny opis zespołu. Praca z 1991 r., której autorem było więcej autorów, obejmowała dwunastu pacjentów.
Zespół ten został jednak po raz pierwszy w pełni opisany w 1990 r. przez Ricky'ego J Richardsona ze szpitala Sick Children Hospital przy Great Ormond Street w Londynie oraz Jeremy'ego MW Kirka ze szpitala St Bartholomew's Hospital w Londynie. Londyn.

Richardson i Kirk podkreślali, że to skojarzenie wcześniej nieopisanej wrodzonej anomalii stanowiło nowy zespół, który zaobserwowano u ośmiorga dzieci pochodzenia środkowo-wschodniego.

Uważali, że wczesne rozpoznanie tego rzadkiego zaburzenia może zmniejszyć związaną z nim zachorowalność i śmiertelność.

Całkowita liczba zgłoszonych pacjentów z zespołem Sanjada-Sakati-Richardsona-Kirka wynosi 103.

W latach dziewięćdziesiątych XX wieku zgłoszono trzydziestu ośmiu pacjentów z zespołem Sanjada-Sakati-Richardsona-Kirka, w tym ośmiu pacjentów zgłoszonych przez Richardsona i Kirka, 1990 r.; dwunastu pacjentów zgłoszonych przez Sanjada i wsp., 1991 r., jednego pacjenta zgłoszonego przez Kalama i Hafeeza, 1992 r., sześciu pacjentów zgłoszonych przez Hershkovitza i wsp., 1995 r.; dwóch pacjentów zgłoszonych przez Parvari i wsp., 1998 r.; jednego pacjenta zgłoszonego przez al-Gazaliego i Dawodu, 1997 r.; oraz ośmiu pacjentów zgłoszonych przez Diaza i wsp. 1999 r.

W latach 2000. zgłoszono dwudziestu pięciu pacjentów z zespołem Sanjada-Sakati-Richardsona-Kirka, w tym jedną dziewczynkę saudyjską zgłoszoną przez Al-Malika, 2004 r.; dwóch saudyjskich rodzeństwa zgłoszonych przez Hellani i wsp., 2004 r.; jedną dziewczynkę zgłoszoną przez Courtens i wsp., 2006 r.; oraz dwudziestu jeden pacjentów zgłoszonych przez Naguiba i wsp., 2009 r.

Po 2010 r. zgłoszono czterdziestu pacjentów z zespołem Sanjada-Sakati-Richardsona-Kirka, w tym ośmiu pacjentów jordańskich zgłoszonych przez Albaramki i wsp., 2012 r.; jednego pacjenta tunezyjskiego zgłoszonego przez Kerkeni el, 2015 r.; jednego pacjenta jordańskiego zgłoszonego przez Ajarmeh i Al Tamimi, 2018 r.; jednego pacjenta zgłoszonego przez Ryabets-Lienharda i wsp., 2018 r.; oraz dwudziestu dziewięciu pacjentów arabskich z Iranu zgłoszonych przez Aminzadeha i wsp., 2018 r.

Zespół Sanjada-Sakati-Richardsona-Kirka nie był wcześniej zgłaszany w Irak. Głównym celem tego rozdziału jest opisanie pierwszego przypadku tego zespołu w Irak co jest przypadkiem numer 104 na świecie.

A. Cezar urodził się w 2010 r. i był widziany na początku 2018 r. z powodu opornej hipokalcemii i napadów.

Rodzice byli spokrewnieni i zdrowi i mieli czworo innych dzieci, troje było normalnych i dobrze radzących sobie w szkole, a jedno dziecko zmarło we wczesnym dzieciństwie po wystąpieniu hipokalcemii i drgawek, a posocznica została uznana za przyczynę śmierci.

Przed skierowaniem hipokalcemię leczono małą dawką witaminy D, a następnie małą dawką jednego alfa hydroksycholekalcyferolu (2 krople dziennie) i chłopiec nadal miał drgawki.

Poziom hormonu przytarczycowego był w granicach normy (23pg/ml; norma: 10-65 pg/ml), nawet gdy stężenie wapnia w surowicy było poniżej 6,5 mg/dL (Normalny: 9-11 mg/dL)

Poziom wapnia pozostawał poniżej 7mg/dL, ale był ignorowany przez lekarzy prowadzących leczenie, wykonano elektroencefalografię, która wykazała częste ogniskowe wyładowania padaczkowe bardziej widoczne w przewodach centralnych i łagodne spowolnienie aktywności mózgowej.

Dziecko było leczone lekami przeciwdrgawkowymi, głównie walproinianem sodu, które zmniejszały napady, ale nie ustępowały.

Kiedy dziecko było widziane po raz pierwszy, miało poważne opóźnienie wzrostu (waga ciała: 8 kilogramów) i wyraźne opóźnienie w rozwoju.

Nie potrafił stać i z trudem się czołgał. Nie wypowiadał żadnych słów i nie odpowiadał na proste polecenia.

Dziecko było leczone jednym alfa-hydroksycholekalcyferolem 1μ dwa razy dziennie i przez trzy miesiące zwiększało się do 4μ dziennie. Wapń utrzymywał się powyżej 8mg/dL, zatrzymano napady i zatrzymano walproinian sodu. Udzielono również intensywnego wsparcia żywieniowego.

Po opanowaniu napadów hipokalcemicznych i poprawie stanu ogólnego i stanu odżywienia dziecka, w grudniu 2018 r. przeprowadzono dokładniejsze badania nad tym zaburzeniem.

Dziecko miało cechy dysmorficzne, w tym (rysunek 5.1A,D,C,D):
Głęboko osadzone oczy.
Dziobany nos.
Cienkie usta.
Długi Philtrum.
Duże dyskietki uszu.
Micrognathia.

Pomimo poprawy wzrostu wraz z wagą, która wzrosła do 10 kilogramów, i pewnej poprawy rozwoju, chłopiec był uważany za opóźnionego umysłowo.

Jego mowa została zainicjowana, a on mówił wiele słów.

O wiele łatwiej mu było się czołgać.

Wspinał się na krzesło, by stanąć trzymając je i mógł stać z pewną pomocą trzymając się ściany (rysunek 5.2A,B). Nie był jednak w stanie stanąć, siedząc samodzielnie bez pomocy lub trzymając się czegoś (rysunek 5.3A,B).

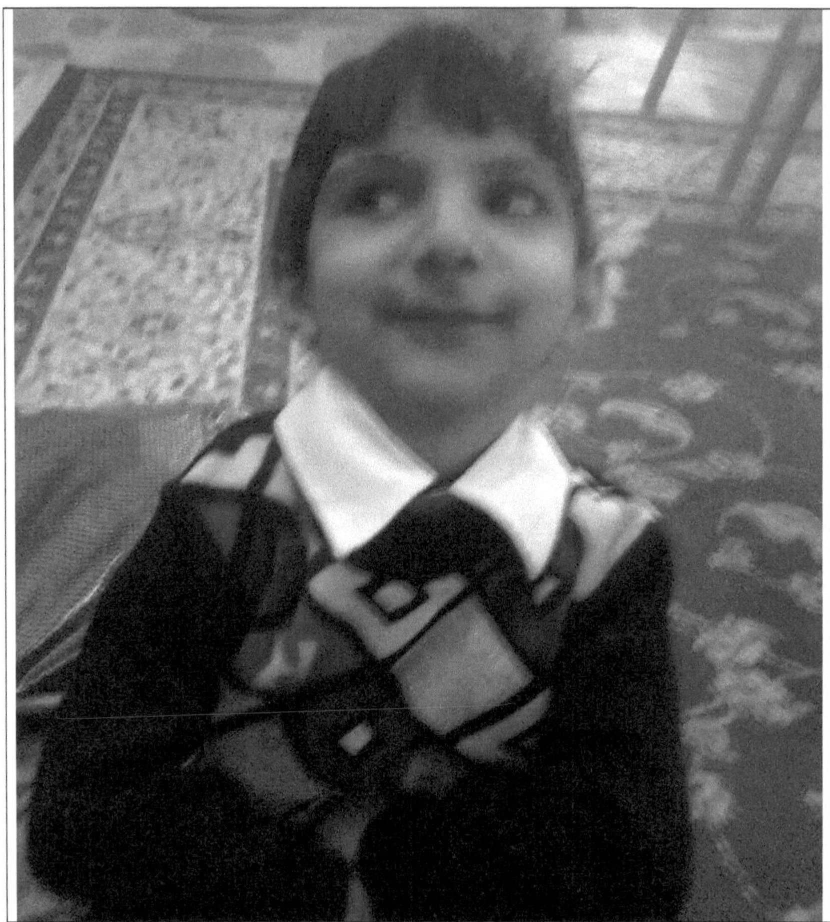

Rysunek-5.1A: Pierwszy iracki pacjent z zespołem Sanjada-Sakati-Richardsona-Kirka w grudniu 2018 roku. Miał głęboko osadzone oczy, cienkie usta, długie filtrum i dziobaty nos.

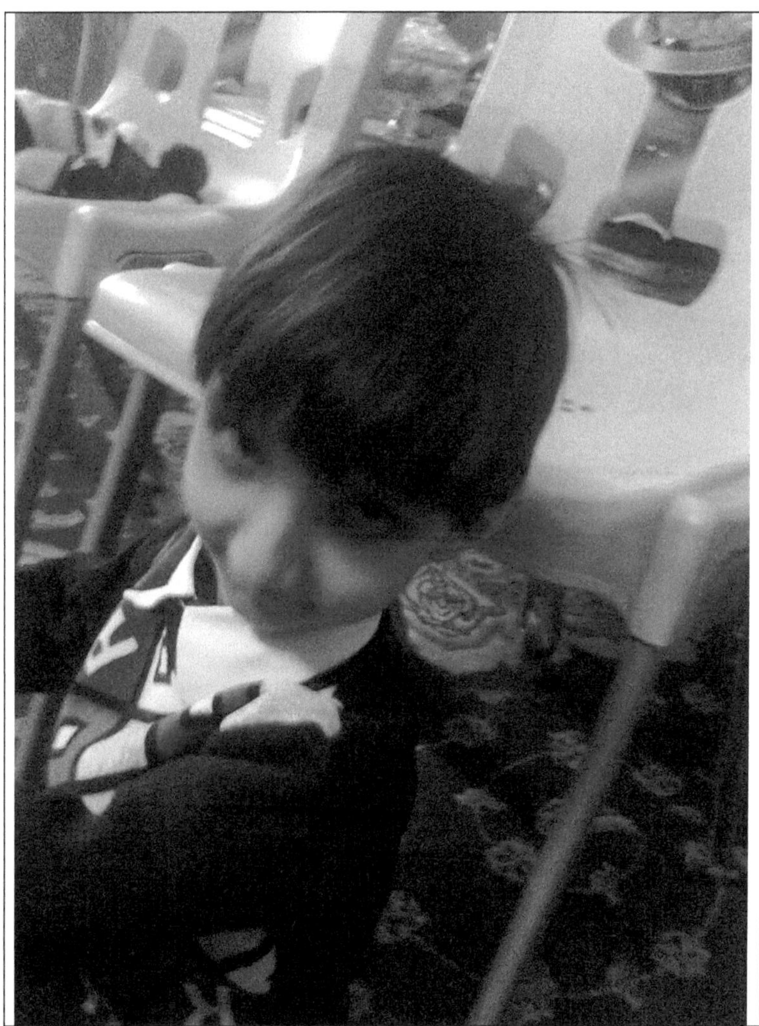

Rysunek 5.1B: Pierwszy iracki pacjent z zespołem Sanjada-Sakati-Richardsona-Kirka w grudniu 2018 r. Miał głęboko osadzone oczy, cienkie usta, długie filtrum i dziobaty nos.

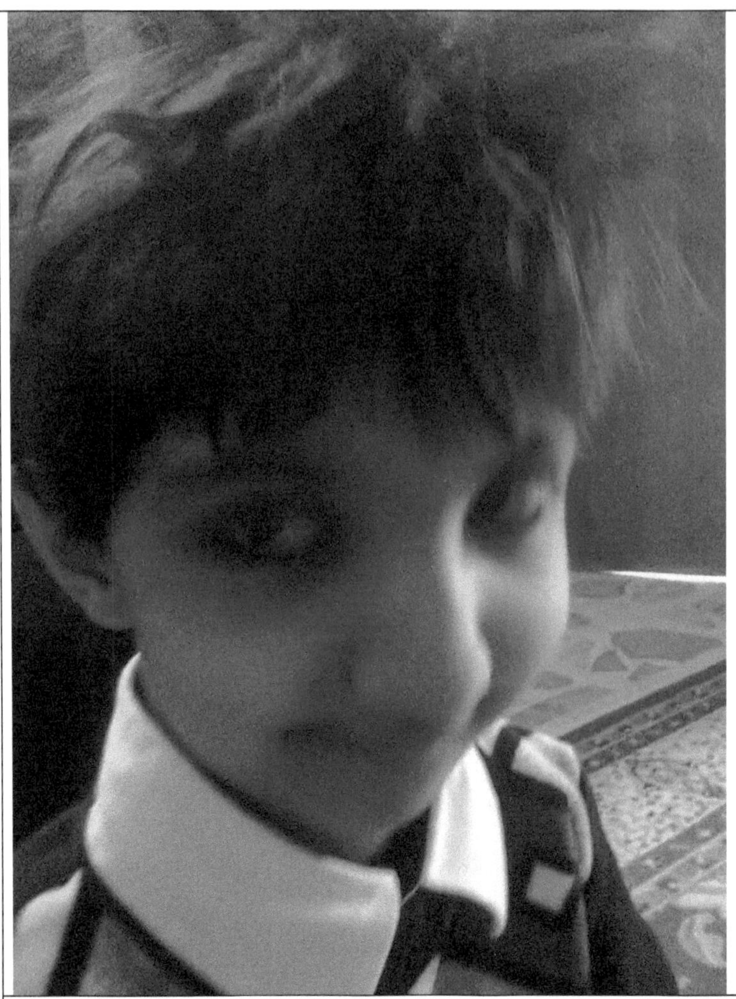

Rysunek-5.1C: Pierwszy iracki pacjent z zespołem Sanjada-Sakati-Richardsona-Kirka w grudniu 2018 roku. Miał on mikrognatię. Głęboko osadzone oczy, cienkie usta, długie filtrum i dziobaty nos.

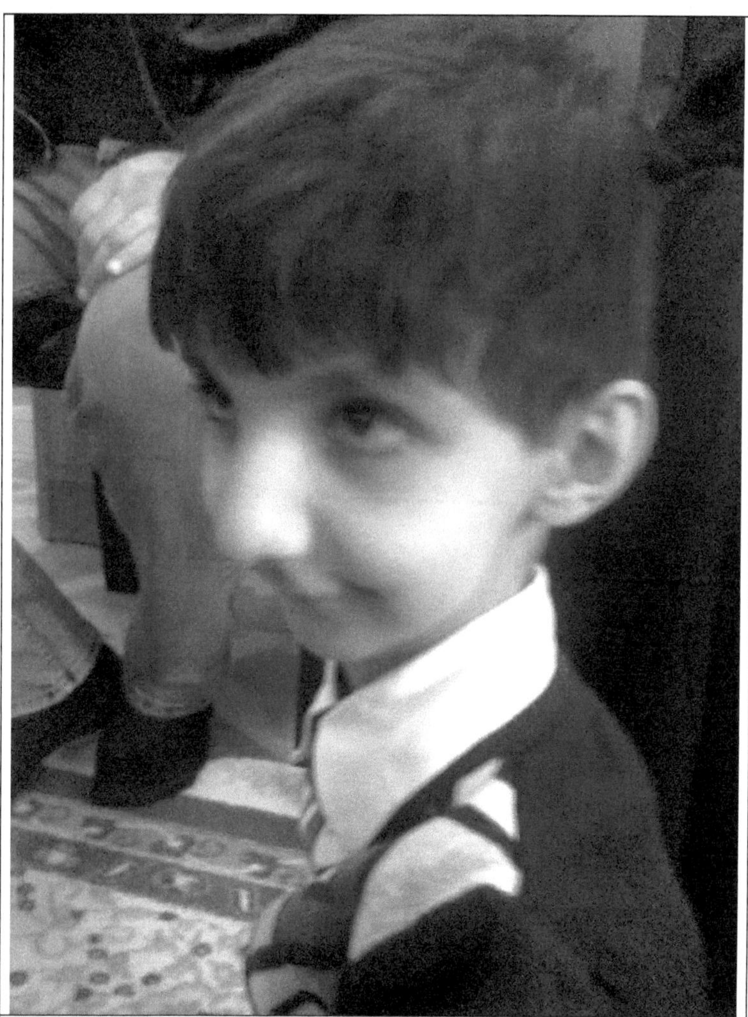

Rysunek-5.1D: Pierwszy iracki pacjent z zespołem Sanjada-Sakati-Richardsona-Kirka w grudniu 2018 roku. Miał on mikrognatię, duże dyskietki w uszach i dziobaty nos.

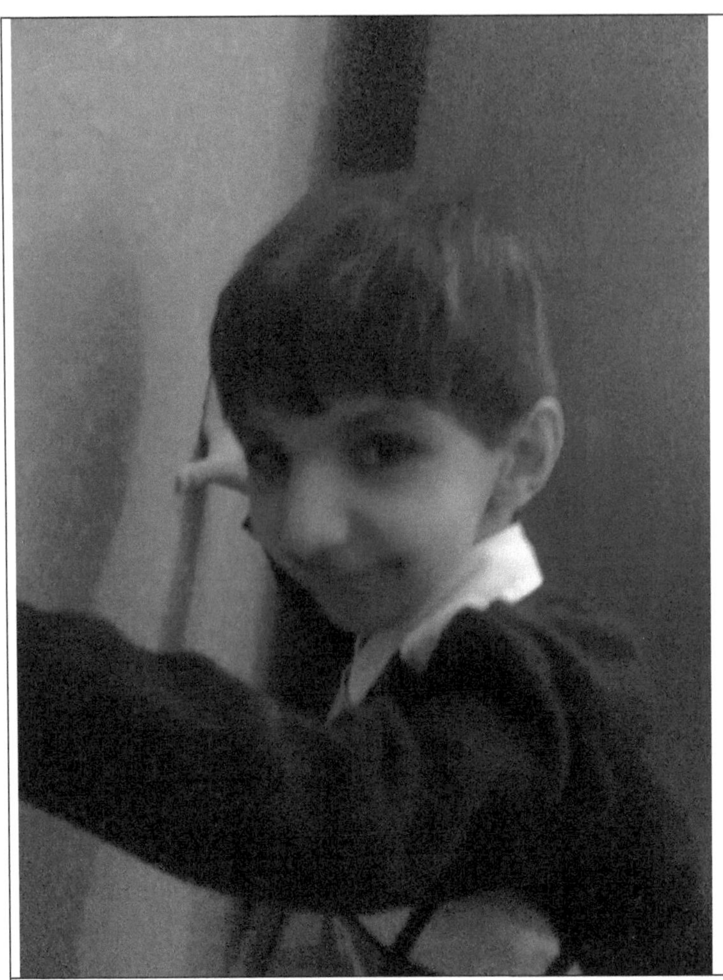

Rysunek-5.2A: Pierwszy iracki pacjent z zespołem Sanjada-Sakati-Richardsona-Kirka w grudniu 2018 r. Wspinał się na krzesło, by stanąć trzymając je w ręku i mógł stać z pewną pomocą trzymając się ściany.

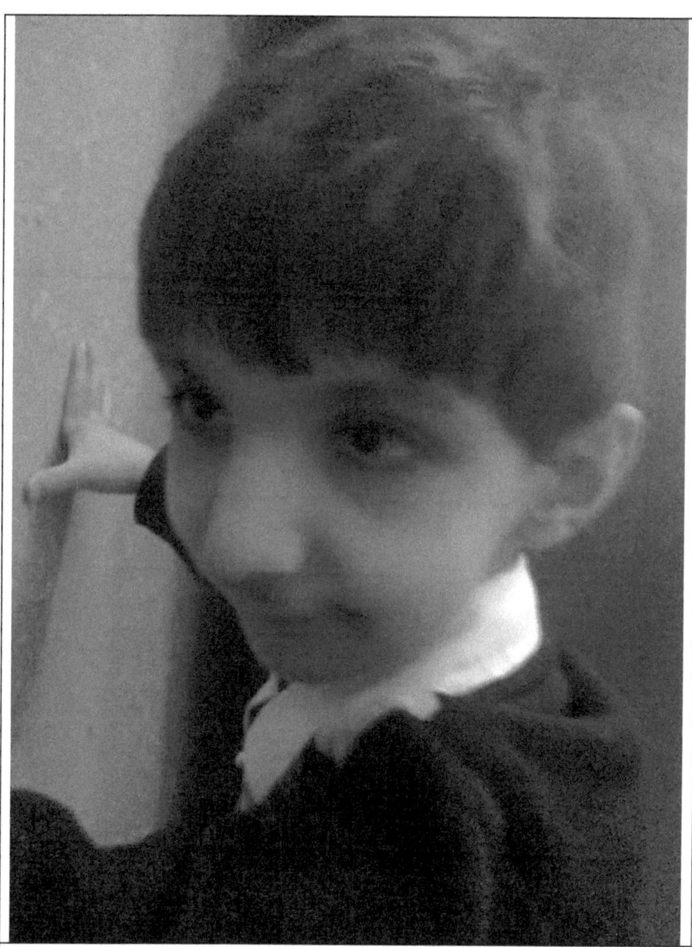

Rysunek 5.2B: Pierwszy iracki pacjent z zespołem Sanjada-Sakati-Richardsona-Kirka w grudniu 2018 r. Wspinał się na krzesło, by stanąć trzymając je w ręku i mógł stać z pewną pomocą trzymając się ściany.

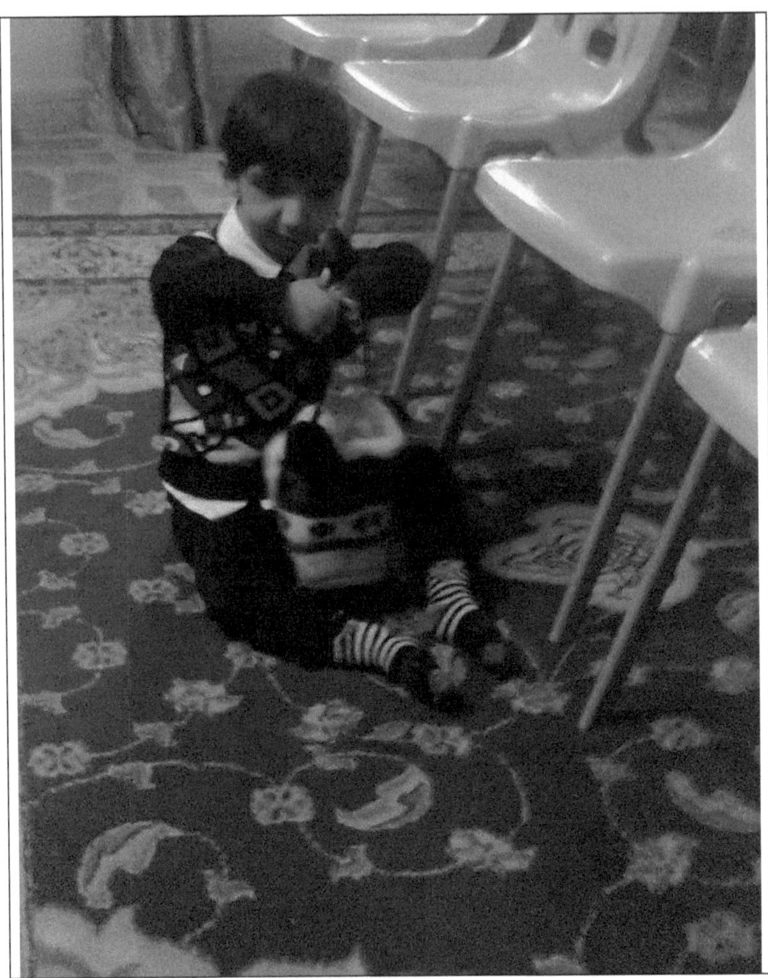

Rysunek-5.3A: Pierwszy iracki pacjent z zespołem Sanjada-Sakati-Richardsona-Kirka w grudniu 2018 roku. Chłopiec nie był w stanie znieść samotnego siedzenia bez pomocy lub trzymania czegoś

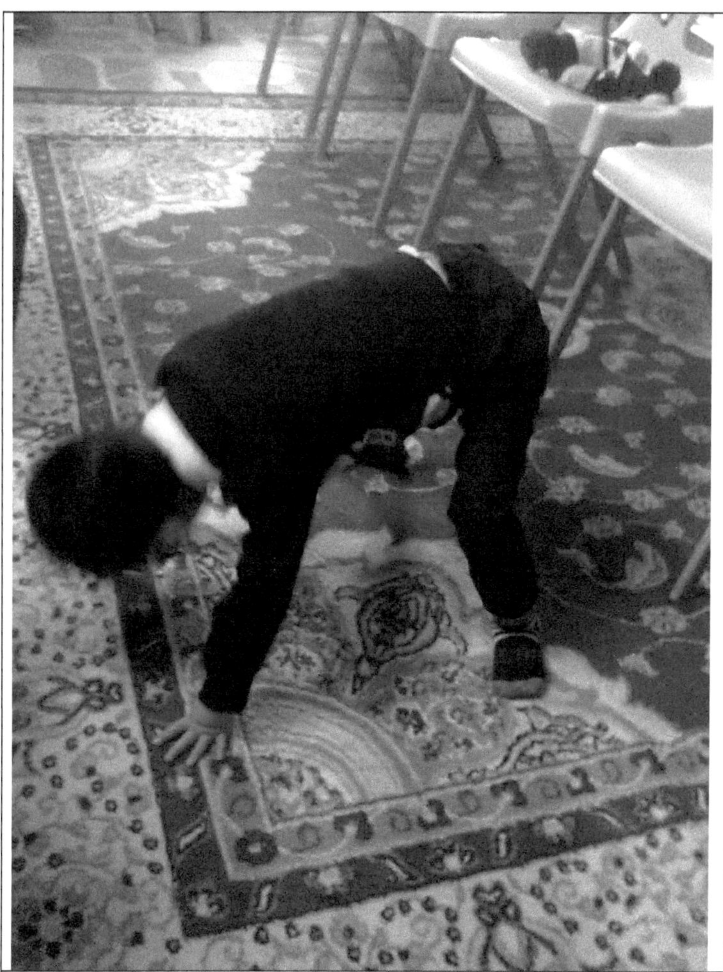

Rysunek 5.3B: Pierwszy iracki pacjent z zespołem Sanjada-Sakati-Richardsona-Kirka w grudniu 2018 r. Chłopiec nie był w stanie znieść samotnego siedzenia bez pomocy lub trzymania czegoś

BIBLIOGRAFIA

Sanjad S, Sakati N, Abu-Osba Y. Wrodzona niedoczynność przytarczyc z cechami dysmorficznymi - nowy zespół. J Pediatr 1988;23:271A.

Richardson . RJ, Kirk JMW. Krótki wzrost, opóźnienie umysłowe i niedoczynność przytarczyc: nowy zespół. Arch Dis Child 1990 Oct;65:1113-7. PMID:1701077.

Sanjad SA, Sakati NA, Abu-Osba YK, Kaddoura R, Milner RDG. New syndrome of congenital hypoparathyroidism, severe growth failure, and dysmorphic features. Arch Dis Child 1991 Feb ;66:193-6. PMID:2001103.

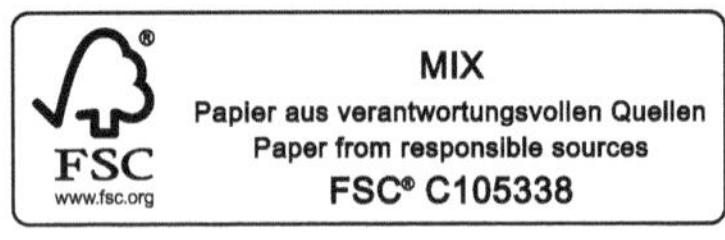

Printed by Books on Demand GmbH, Norderstedt / Germany